PRÉCEPTES ANALYTIQUES

SUR

L'HÉMÉRALOPIE

PAR

LÉON COINDET

DOCTEUR EN MÉDECINE DE LA FACULTÉ DE PARIS, MÉDECIN AIDE-MAJOR DE
1re CLASSE, LAURÉAT DES HÔPITAUX MILITAIRES, MEMBRE DE LA SOCIÉTÉ
DE MÉDECINE DE STRASBOURG, ETC., ETC.

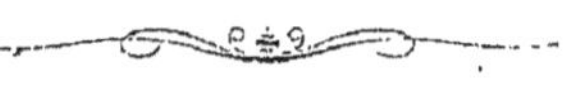

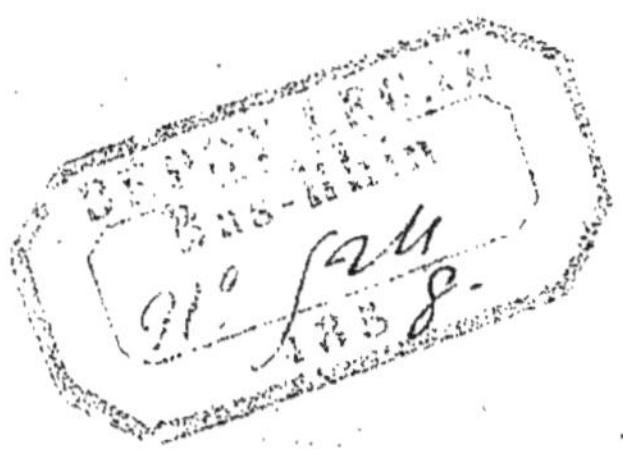

STRASBOURG

TYPOGRAPHIE DE G. SILBERMANN, PLACE SAINT-THOMAS, 3

1858

A MONSIEUR LE BARON LARREY,

MÉDECIN INSPECTEUR

MEMBRE DU CONSEIL DE SANTÉ DES ARMÉES.

TÉMOIGNAGE

de reconnaissance et de respectueuse affection.

AVANT-PROPOS.

La question de l'héméralopie étant à l'ordre du jour, je me fais un devoir de publier sommairement les principales conclusions qui résultent de mes recherches sur cette maladie, faites à diverses époques, et disséminées :

1° Dans mes rapports adressés, en Orient, à M. le médecin en chef du corps de réserve ;

2° Dans mes observations envoyées, en France, au Conseil de santé des armées ;

3° Enfin dans ma relation médico-chirurgicale du 7e bataillou de chasseurs à pied, en Crimée, avec considérations sur les maladies des Tartares.

PRÉCEPTES ANALYTIQUES

SUR

L'HÉMÉRALOPIE

DÉFINITION.

L'héméralopie ou cécité dans l'ombre est une névrose spéciale de la rétine, à différents degrés, subissant les phases du déclin de la clarté, produite par la réverbération ou par l'action directe sur les yeux des rayons lumineux, dont les effets plus ou moins rapides, et subordonnés à des conditions diverses, réclament un traitement basé sur le degré et sur la nature sthénique ou asthénique de l'affection.

Examen de la définition.

1º L'héméralopie ou cécité dans l'ombre.... — Je dis cécité dans l'ombre, parce que c'est une erreur de croire que dans l'héméralopie les malades se rendent un compte exact du moment où le soleil s'élève à l'horizon et de celui où il en disparaît, et que c'est seulement pendant le coucher de cet astre que la cécité se manifeste. L'altération de la vision existe à toute heure chez les héméralopes, le jour comme la nuit, dès qu'on les fait passer, soit à dessein d'un endroit éclairé dans un lieu obscur, soit lorsqu'ils se trouvent accidentellement soumis aux lueurs douteuses d'un temps sombre et couvert. Ainsi, le 28 avril 1858, vers deux heures de l'après-midi, nous sommes à la cible,

le ciel est chargé de nuages, le capitaine de tir du 15e bataillon de chasseurs à pied, M. de Wassières, s'étonne de
ce qu'un caporal nommé Carreau, très-adroit d'habitude,
manque toutes ses balles ; j'interroge cet homme, et j'ap-
prends que depuis six jours il n'y voit pas, lorsqu'il n'est
pas éclairé par un grand jour. Voilà pourquoi l'héméralopie
doit être définie une cécité dans l'ombre, et non point une
cécité nocturne, car ce dernier mot réveille l'idée d'un fait
qui est faux.

2º La cécité dans l'ombre est une névrose.

Nous y trouvons, en effet, les principaux caractères
qui sont propres à ce genre de maladie : apyrexie, inter-
mittence, trouble nerveux sans lésion matérielle appré-
ciable.

3º C'est une névrose spéciale de la rétine.

M. ANDRAL admet cinq genres de névroses, le cinquième
comprend les névroses spéciales à certains organes, c'est
dans ce dernier que doit être rangée la cécité dans l'ombre.

4º C'est une névrose spéciale de la rétine à différents
degrés....

Dans la cécité dans l'ombre, la somme de lumière na-
turelle ou *artificielle* nécessaire pour que la vision s'opère,
devient de plus en plus grande, à mesure que la cause
productrice du mal s'exerce d'une manière plus intense
ou plus répétée. Tel individu, à l'aide d'une bougie al-
lumée dans les ténèbres, aperçoit les corps placés à quel-
que distance de lui, tandis que tel autre a besoin de la
concentration sur les yeux des rayons lumineux opérée
au moyen d'une lentille, pour distinguer ces mêmes objets. Il en est de même quand des nuages épais voilent le
ciel et rendent le jour très-sombre ; chacun, *suivant le
degré* de sa maladie, voit plus ou moins ce qui l'entoure.

5º C'est une névrose spéciale de la rétine, à différents
degrés, subissant les phases du déclin de la clarté.

En tenant compte des degrés, la cécité dans l'ombre s'accroît d'une manière proportionnelle à la diminution successive de la clarté, et la vue est augmentée en raison directe de la lumière.

. 6º La cécité dans l'ombre est due à l'action directe ou réfléchie des rayons lumineux sur les yeux.

C'est là la seule cause qu'il m'ait été possible de reconnaître, aux différentes époques où j'ai été à même d'observer cette maladie.

Au mois de mai 1855, lors du débarquement du 7e bataillon de chasseurs à pied en Crimée, la 2e division de l'armée de réserve, à laquelle il appartient, est campée entre Kamiesch et le monastère Saint-George, le long des côtes de la mer Noire, sur un vaste espace dépourvu d'ombrage et couvert d'un sol jaunâtre, la chaleur est vive, le soleil étincelle, la beauté des nuits égale presque celle des jours; les hommes qui viennent de subir l'influence cholérique du camp de Maslak, où pendant notre séjour d'un mois environ le ciel a été presque constamment terne et brumeux, sont laissés jusqu'au 15 juin dans une inaction salutaire; employés seulement au transport des boulets, ou aux travaux de fortification qui doivent mettre Kamiesch à l'abri d'un coup de main, il n'ont de gardes nocturnes à monter que celles du camp qui, par conséquent, ne reviennent qu'à de rares intervalles, et néanmoins la cécité dans l'ombre éclate sur une large échelle parmi eux.

En 1856, à la même époque, alors que je suis chargé d'assurer le service de santé de toute la ligne des avant-postes, de Kemer-Tchesmé à Skélia, aucun cas de cécité dans l'ombre ne se manifeste à mon observation dans les différents corps qui occupent ce point avancé de la vallée de Baïdar; cependant, chacun est épuisé par les fatigues d'un long service de nuit qui expose, au plus haut degré, à l'inclémence de l'air, à l'action des rayons lunaires ; la nourriture n'est changée ni dans sa quantité, ni dans sa qualité ; des causes constantes d'humidité proviennent de l'habitation au voisinage des ruisseaux ; les variations de température du jour et de la nuit, entre le jour et la nuit, sont plus fréquentes qu'elles ne l'étaient l'année précédente ; les fièvres intermittentes règnent en grand nombre ; comme en 1855 les hommes bivouaquent sous la tente, ou bien séjournent dans des maisons construites de pierres et de glaise calcaires qui sont éminemment hygrométriques, mais le sol n'est pas dépouillé de son gazon ; des montagnes boisées d'un côté, des arbres de l'autre, mettent les yeux à l'abri de la réverbération ou de l'action directe des rayons lumineux sur les yeux : voilà l'explication de l'absence de la maladie dont nous nous occupons, alors qu'un an auparavant, elle faisait tant de victimes.

En 1857, à Douai, aucun changement ne s'est opéré dans la manière de vivre du militaire ; l'éloignement de la mer fait écarter l'idée de l'action prolongée et alternative d'un air frais et serein, habituelle dans les nuits des contrées maritimes ; et, malgré cela, la cécité dans l'ombre fait de nouveau son apparition, alors qu'un soleil radieux vient chasser les brumes de l'hiver, et que les exercices commencent sur le terrain sablonneux de l'esplanade, en face de maisons aux murailles couvertes d'un lait de chaux, qui renvoient au loin leurs reflets brillants.

En 1858, à Strasbourg, la cécité dans l'ombre se déclare dans les mêmes conditions ; et, fait bien instructif, tandis que le soleil, après avoir paru, disparaît pour reparaître encore, la cécité dans l'ombre suit absolument les caprices de l'astre du jour. Du 20 avril au 10 mai, j'en ai onze cas dans les deux dépôts de chasseurs, le 3e et le 15e, dont je fais le service ; puis, le temps se couvre, la maladie s'arrête, et elle ne se montre de nouveau que lorsque, vers la fin de mai, le ciel a repris son premier éclat.

Enfin, comme démonstration sans contestation possible de l'action directe ou réfléchie des rayons lumineux sur les yeux dans la production de la cécité dans l'ombre, je vais citer deux faits, entre plusieurs autres, dans lesquels la maladie a été directement déterminée, d'une part par la réverbération de la lumière à la surface de l'onde, et d'autre part par la simple contemplation du soleil à travers un verre non noirci.

«Michel Guillot, soldat à la 7e compagnie du 7e bataillon de chasseurs à « pied, nous dit le 6 juin 1855, qu'étant allé, à cinq jours de là, s'asseoir « sur les bords de la mer pour examiner les navires qui se dirigeaient vers « le port de Kamiesch, il s'était trouvé ébloui par suite de la réverbération à « la surface de l'eau des rayons du soleil qui, ce jour-là, étaient très-in-« tenses; depuis lors il est héméralope. »

« Claude Gill, douze ans, enfant de troupe au 3e bataillon de chasseurs à « pied, a fixé à plusieurs reprises, le 16 mai 1858, le soleil à travers un « verre non noirci; de cette époque date son héméralopie. Sa vision subit le « déclin graduel de la clarté, les objets lui paraissent d'abord moins distincts, « puis il n'aperçoit plus rien; il ne peut plus, à la nuit noire, regagner son « lit, à la grande hilarité de ses petits camarades. »

7° La cécité dans l'ombre est plus fréquente au printemps qu'à toute saison, parce qu'alors les organes visuels sont d'autant plus susceptibles qu'ils ont été moins impressionnés dans le cours de l'hiver : personne n'ignore ce que ressent du côté de la vue, sous l'influence d'une lumière même très-faible, l'individu qui est resté longtemps enfermé dans une cave.

A mesure qu'on avance dans la belle saison, les yeux, comme tous les autres organes, s'habituent aux conditions atmosphériques ; la terre se couvre de verdure, les vergers de feuillage ; l'intensité de la chaleur fait rechercher, pour les travaux extérieurs, le moment où le soleil darde ses rayons avec le moins de force, et c'est ainsi que, dans la

suite, cette maladie n'est plus pour ainsi dire qu'acciden-
telle.

8º En automne, cependant, la cécité dans l'ombre acquiert parfois encore assez de développement; et nous en
avons actuellement des preuves sous les yeux. Mais nous
vivions naguère au milieu de la pluie et des brouillards,
tandis qu'aujourd'hui, le sol étant couvert de neige, le soleil réfléchit violemment ses rayons à sa surface; de plus,
les hommes vont à l'exercice de midi à deux heures, au
moment par conséquent où la réverbération des rayons
lumineux est le plus à même de manifester son action;
d'où l'héméralopie.

9º La cécité dans l'ombre est plus commune dans
l'armée que dans la population civile, parce que, de
part et d'autre, les occupations ne sont pas les mêmes.

Le soldat est enfermé soit dans un corps-de-garde ténébreux, soit dans une chambre de caserne qui n'est pas
toujours bien éclairée, et où, entre parenthèses, il a soin
de rechercher les endroits les plus obscurs pour dormir
en paix, heureux encore quand il ne se met pas par dessus
la tête son drap ou sa couverture; lorsqu'il sort de là,
c'est pour aller s'exposer tout d'un coup à l'action directe
ou réfléchie des rayons lumineux, pendant les longues
heures d'une faction ou d'un exercice qui se font l'un et
l'autre d'ordinaire dans des endroits découverts, sur un
terrain dont la nature et le voisinage facilitent la réverbération; enfin, souvent à une heure où le soleil est au milieu de sa course. Que d'autre part des conditions sembla-
bles existent, comme il arrive jusqu'à un certain point,
chez les habitants de la campagne qui, en quittant leur
chaumière sombre et basse, vont travailler aux champs en
plein midi, et nous verrons l'équilibre s'établir dans les
diverses classes de la société.

10º La rareté de la cécité dans l'ombre chez les officiers,

relativement à ce qui a lieu pour la troupe, tient à ce que ces messieurs ne sont qu'accidentellement, et en des conditions différentes, soumis à la cause productrice de cette maladie. Exempts de factions, ils ont toujours soin, dans les exercices, de disposer leurs files de manière à ne pas recevoir le soleil en pleine figure; dans le cas où ceci leur est impossible à éviter, ils peuvent au moins exécuter des mouvements interdits aux soldats, qui, immobiles sous les armes, la tête fixe, le front haut, les yeux découverts, y sont largement en but. Pour les circonstances ordinaires de la vie, il faut tenir compte de la prévoyance des uns et de l'inintelligence des autres qui les fait souvent se soumettre sans soucis à ce qui peut compromettre ou altérer leur santé.

11º Le sous-officier, par son genre de vie, par ses habitudes, par ses fonctions, tenant le milieu entre le soldat et l'officier, occupe, au point de vue de la fréquence, le centre de l'échelle héméralopique.

12º La cécité dans l'ombre s'observe à tous les âges, mais principalement chez l'adulte, qui est, en raison de ses travaux, plus exposé que tout autre à la réverbération ou à l'action directe des rayons lumineux sur ses yeux.

13º Pour le même motif, la cécité dans l'ombre est plus fréquente chez l'homme que chez la femme.

14º Il résulte de mes observations qu'elle est propre à toutes les constitutions. Il n'y a de particulier à cet égard que l'état de force ou de faiblesse qui influe sur le caractère de la cécité dans l'ombre, dont la nature, sthénique d'un côté, est le plus souvent asthénique de l'autre.

15º Nous avons vu sévir la cécité dans l'ombre en Orient, dans le nord, dans l'est de la France; elle a été constatée à Paris, à Lyon, dans l'Inde, en Afrique, etc., et quel est le climat où de nos jours elle n'ait pas été observée?

16º De même que certains maladies se montrent en tel

lieu plutôt qu'en tel autre; suivant la position et l'exposition de chacun; et à des époques de prédilection, sans préjudice des cas isolés qui peuvent les précéder ou les suivre; de même aussi la cécité dans l'ombre choisit, pour se manifester, un endroit de préférence à un autre; elle sévit particulièrement dans les contrées au ciel sombre et brumeux, parce que là l'influence des rayons lumineux, lorsqu'elle se fait sentir, est d'autant plus sensible qu'elle est moins habituelle; et elle se montre surtout au printemps, sans qu'il s'ensuive, comme nous l'avons vu, qu'elle ne puisse se déclarer dans les autres saisons. C'est ainsi qu'elle règne épidémiquement ou sporadiquement.

17º La cécité dans l'ombre est indépendante de l'état de santé ou de maladie quant à sa production, mais non quant à sa nature.

En 1855, en Crimée, parmi les soldats qui en sont atteints, beaucoup appartiennent aux 9e et 32e régiments d'infanterie de ligne, qui, en partant pour Kertsch, m'ont laissé tous leurs malingres, des sujets débilités encore en proie à des dérangements intestinaux, des hommes minés par les fièvres intermittentes desquelles le sulfate de quinine se rend maître, sans que la cécité dans l'ombre cesse de subsister; aussi n'ai-je guère affaire qu'à des héméralopies asthéniques, tandis qu'il en est tout autrement en 1857 à Douai, en 1858 à Strasbourg.

18º Les conditions hygiéniques bonnes ou mauvaises n'agissent pas en un autre sens que l'état de santé ou de maladie. En Crimée, ces conditions sont loin d'être irréprochables, et l'héméralopie asthénique domine; à Douai, à Strasbourg, elles laissent peu à désirer, et cette prédominance disparaît.

19º Enfin, l'organisation elle-même des organes visuels semble ne pas être étrangère à la manifestation de la maladie, ainsi qu'à l'aspect sous lequel elle se présente. La vue est-elle naturellement faible, les yeux tendres, suivant l'expression consacrée, l'héméralopie a plus de tendance à se manifester que dans les circonstances opposées, et elle le fait alors en général d'une manière rapide et sans forme asthénique.

20° Les effets produits par la réverbération ou par l'action directe des rayons lumineux sur les yeux, sont donc plus ou moins prompts, suivant les prédispositions individuelles; ceci s'observe également à l'égard du caractère de la cause agissante. Tandis que dans certains cas l'héméralopie atteint rapidement son plus haut degré, comme il arrive, ainsi que nous le savons, lorsque l'on fixe le soleil à travers un verre non noirci, dans d'autres circonstances l'affection est d'abord légère, le malade s'en aperçoit à peine, et elle n'acquiert une certaine intensité que quand l'influence morbide s'est fait sentir à plusieurs reprises; alors, par contre, l'héméralopie est souvent plutôt sthénique qu'asthénique.

21° Ces effets sont en outre subordonnés, ainsi qu'il résulte des faits susmentionnés, à des conditions diverses; d'où la distinction, entrevue déjà, de l'héméralopie en sthénique et en asthénique; l'une semblant se manifester de préférence chez les individus forts, pléthoriques; l'autre atteignant plutôt les sujets faibles, débilités, épuisés, et soumis à un mauvais genre de vie.

22° Les nausées, les vomissements, la céphalalgie, qui accompagnent quelquefois l'héméralopie, sont le résultat des rapports qui existent entre la rétine et le cerveau, entre celui-ci et l'estomac, sans préjudice des symptômes de congestion cérébro-oculaire qui peuvent apparaître sous l'influence de la cause qui a produit l'héméralopie elle-même, et ce dernier cas est surtout propre à celle de ces affections qui est de nature sthénique.

23° Les seuls caractères distinctifs de l'héméralopie sthénique sont : 1º la photopsie, quand elle existe ; 2º la perception des objets à la lumière, parfois un peu douloureuse et d'ordinaire moins nette, plus nuageuse que dans l'héméralopie asthénique qui peut lui succéder, lorsqu'elle n'a pas été bien et immédiatement traitée.

Dans tous les cas, la cécité dans l'ombre existe, de part et d'autre, avec les caractères que nous lui avons assignés, et, pour établir le diagnostic différentiel de chacune des espèces, il est besoin de tenir compte de l'ensemble, d'apprécier l'état du sujet, ses conditions individuelles, ainsi que les circonstances au milieu desquelles la maladie s'est développée.

24º L'héméralopie, quelle que soit sa nature, occupe toujours simultanément les deux yeux. Je n'ai point vu d'exception à cette règle.

25º L'héméralopie est sujette à des récidives qui peuvent se manifester chaque fois que, de nouveau, les yeux se trouvent exposés à l'action de la cause spécifique.

26º Sthénique ou asthénique, l'héméralopie, lorsqu'elle est légère, guérit spontanément après quelques jours de durée. Si elle est plus intense, ou si l'on veut en obtenir une guérison rapide, il faut recourir à des moyens différents, suivant le degré et la nature de la maladie.

27º L'héméralopie asthénique réclame l'emploi des stimulants.

Celse déjà nous dit que de son temps on guérissait bon nombre de cécités, nocturnes suivant lui, par l'application de vapeurs de foie bouilli en fumigations sur les yeux ; il en est de même à l'égard, et des matelots dont parle Jobit, et des malheureux prisonniers de guerre français, si inhumainement abandonnés par les Espagnols sur l'île de Cabréra, là où, sans abris, mal nourris, mal vêtus, et par conséquent dans les plus mauvaises conditions hygiéniques, ce qui influe, comme nous le savons, sur la nature de l'héméralopie, ils étaient tout le jour exposés à l'ardeur d'un soleil d'Afrique, sur un terrain sablonneux, dépourvu d'arbres et de verdure. Actuellement, les militaires ont encore recours d'eux-mêmes à la poudre de tabac, à l'eau-de-vie, à l'urine, qui leur produisent des résultats avantageux lorsque l'héméralopie, peu intense, est de la nature de celle dont nous nous occupons. Pour mon propre compte, en cette circonstance, j'ai d'abord employé les vapeurs ammoniacales, et j'obtins déjà, par ce moyen, ou bien des succès dans les cas légers et de moyenne intensité, ou bien, dans les cas graves, une amélioration que ne m'avait procuré aucun des autres traitements que j'avais mis en usage. Ainsi l'on voyait en Orient certains héméralopes, ceux dont la nature de l'affection était l'asthénie, se diriger le soir vers ma tente, conduits par leurs camarades, s'en retourner à leur camp après l'opération, les uns guéris, les autres avec une cécité bien amoindrie. Or, ceux-ci devaient le plus souvent revenir à la charge pendant plusieurs jours, et j'en étais contrarié non-seulement au point de vue de l'impuissance de l'art, mais encore en réfléchissant aux conséquences possibles pour l'armée, d'une telle infirmité en temps de guerre. Je supposais une attaque de nuit, et je me demandais ce que feraient pour leur défense des soldats qui ne pouvaient rien distinguer dans l'ombre ; je me figurais une colonne en marche obligée, ou bien d'abandonner ses hommes, ou bien de les faire remorquer par une partie des valides, alors qu'il serait besoin de tous les bras, de la plus grande diligence ; c'est poussé par ces pensées et par d'autres de ce genre, qu'il me vint à l'esprit que puisque l'ammoniaque agissait avantageusement en tant que stimulant, si je trouvais un moyen d'excitation plus direct, plus actif, je réussirais sans doute aussi à obtenir des guérisons rapides, là où l'alcali était impuissant à me fournir ces résultats. Je me rendis un compte exact de l'anatomie de l'œil, et je vis que la rétine, membrane essentiellement en cause dans cette affection, ou bien se terminait aux procès ciliaires (B. S. Albinus, Moeller, Zinn, Ev. Home, Jacob, Henle), ou bien se prolongeait sur la surface postérieure de l'iris (Huscke, M. Giraldès); dans tous les cas, le point où l'on pouvait agir le plus directement sur elle, était le pourtour de la cornée. Il ne me restait qu'à découvrir un agent en rapport avec les besoins de la médication.

Parmi les ressources que j'avais à ma disposition, la seule qui me parût offrir complétement cette condition, fut le nitrate d'argent, à l'aide duquel on peut obtenir une vive excitation propre à faire sortir la rétine de la profonde torpeur dans laquelle elle semble être tombée. Je taillais donc soigneusement le crayon de ma trousse, et je le portais méthodiquement sur le pourtour de la cornée, sans atteindre cette membrane. On conçoit que j'y allais avec une grande prudence, car, dans ce traitement, comme dans tout autre, il faut savoir éviter l'excès; si, en effet, il est nécessaire d'exciter les propriétés vitales, il ne faut pas les modifier jusqu'à ce que des accidents puissent en résulter; je graduais l'action du topique de manière à en retirer le résultat désiré, et je combattais ensuite l'inflammation oculaire légère qui en était la conséquence, au moyen de l'eau froide dont je faisais souvent humecter les yeux, et qui agissait en même temps comme tonique.

J'eus de cette manière, dans les cas où les vapeurs ammoniacales auraient été insuffisantes, des succès constants et immédiats, puisque les malades de ce genre, introduits une heure, une heure et demie, deux heures après l'opération, dans un endroit obscur, avaient cessé d'être héméralopes, avantage énorme au point de vue du soldat en campagne où, en raison des mauvaises conditions habituelles, l'héméralopie a plutôt de la tendance à être asthénique que sthénique.

Ces résultats, je les obtins de même, dans tous les cas d'héméralopie asthénique d'une certaine intensité, lors de nouvelles expériences entreprises à mon retour en France.

Ainsi, à Douai, dans les salles de chirurgie de l'hôpital de cette ville, se trouve, en 1857, un chasseur du 19e bataillon, profondément héméralope depuis quinze jours; méconnaissant le degré et la nature de l'affection, on a employé en vain chez lui les purgatifs, l'émétique à doses répétées, le sulfate de quinine, etc.; j'examine, j'interroge cet homme, je me rends compte du caractère de sa cécité dans l'ombre, et je demande à M. BAGNERIS, chef du service, l'autorisation de le soumettre à la cautérisation; l'opération est faite en présence de plusieurs médecins, et le lendemain le malade nous dit qu'il n'est plus héméralope, ce que l'épreuve confirme.

A Strasbourg, cette année, sans parler des faits qui me sont personnels, et qui ont été publics, MM. WOLMOREAU et GOISNARD, du 10e de ligne, m'ont dit en avoir retiré des guérisons rapides. Dans un cas cependant, le dernier de ces docteurs très-distingués vit la médication échouer, mais il n'avait probablement pas pris en considération l'état de la rétine, et je suis convaincu que c'était à une héméralopie sthénique qu'il avait à faire. Or, dans ce cas, les stimulants sont plutôt nuisibles qu'utiles.

28° En 1857, à Douai, ainsi qu'il est consigné sur mon registre d'infirmerie de cette année, j'ai expérimenté l'obscurité comme moyen de traitement de la cécité dans l'ombre; en 1858, à Strasbourg, j'ai renouvelé mes expériences à cet égard. La tension qui se produit sur la rétine sous l'influence des efforts que font les malades pour distinguer les objets au milieu desquels ils se trouvent, n'agit pas en un autre sens que la cautérisation ; elle excite comme elle les propriétés vitales de la membrane nerveuse qui préside aux fonctions visuelles. Mais, de même que l'ammoniaque, elle le fait à un moindre degré ; d'où il résulte :

a) Que l'obscurité, avec la prescription de s'efforcer d'y voir, ne convient que dans l'héméralopie asthénique ;

b) Qu'alors même elle ne donne de résultats rapides qu'autant que l'affection est bénigne ;

c) Qu'elle échoue là où réussit immédiatement la cautérisation, qui lui est supérieure encore par sa possibilité et sa facilité d'exécution partout et toujours.

Exemple pris au hasard :

« Antoine Dumons, caporal à la 10ᵉ compagnie du 15ᵉ bataillon de chas-
« seurs à pied, se présente à notre visite le 29 mai 1858. Il nous dit que de-
« puis l'avant-veille il n'y voit plus du tout la nuit pour se conduire, que dès
« que le jour baisse sa vision diminue, et que dans l'obscurité il ne distingue
« pas la lumière d'une bougie, à moins qu'elle ne soit très-intense et très-
« rapprochée.

« Pendant sa garde, le 27 mai, d'un corps-de-garde sombre où il venait de
« dormir, il est allé sur un pont se mirer dans les eaux de l'Ill, et il s'est
« trouvé plusieurs fois ébloui par le reflet du soleil à la surface de cette ri-
« vière.

« Vingt-trois ans, constitution moyenne, tempérament mixte, n'a jamais
« été malade, vue naturellement faible, yeux tendres et sains cependant, sans
« injection aucune, iris bruns, pupilles lentement contractiles ; pas d'autres
« symptômes.

« *Diagnostic.* Héméralopie asthénique intense, produite par la réverbéra-
« tion des rayons solaires.

« A trois heures de l'après-midi, au milieu du jour, par conséquent, nous
« amenons le malade dans un endroit ténébreux. C'est une chambre si her-
« métiquement fermée qu'il n'y pénètre aucun rayon de lumière. Dumons
« nous promet, et il tiendra parole, car c'est un de ces militaires auxquels
« on peut se fier, de ne cesser de promener ses regards de tous côtés et de
« s'efforcer de voir. Nous prenons avec nous la clef de cette chambre, et à
« neuf heures du soir nous venons en tirer notre sujet qui a l'air tout hébété,
« qui marche comme un amaurotique, qui n'a rien distingué dans sa prison,
« et qui ne distingue rien encore, quoique la nuit ne soit pas complétement
« noire.

« Nous le conduisons par la main à l'infirmerie ; en voulant regagner son
« lit, il se dirige dans un sens inverse en se heurtant contre les bancs et les
« tables. Ses pupilles sont largement dilatées, nous allumons une chandelle,

« il ne reconnaît aucun changement dans sa vue avec ce qui avait lieu la
« veille.

« 30 mai, quatre heures du soir. Cautérisation légère du pourtour de la
« cornée, sans atteindre cette membrane, faite par quart, le malade regar-
« dant alternativement en haut, en bas, en dehors, en dedans, avec la pré-
« caution d'écarter convenablement les paupières, et suivie immédiatement
« de lotions d'eau fraîche qui doivent être fréquemment repétées.

« Nous retournons à la caserne à dix heures du soir. Dumons voit, dis-
« tingue, comme le font ses camarades, il se promène dans l'infirmerie sans
« tâtonner, ses pupilles n'ont plus leur dilatation de la veille, elles ont repris
« leur contractilité à la lumière. La douleur produite par la cautérisation a
« été rapidement calmée par l'eau froide, légère injection des yeux.

« 31 mai. Continuation des lotions d'eau froide.

« 1er juin. L'héméralopie ne se reproduit pas; sortie le 2 juin. »

Ce militaire est encore aujourd'hui à Strasbourg et
plusieurs de ses camarades ont été dans le même cas que
lui.

29° La cautérisation légère du pourtour de la cornée,
sans atteindre cette membrane, faite avec le crayon de nitrate d'argent, et suivie de lotions d'eau fraîche, est donc
le traitement véritablement efficace de l'héméralopie asthénique, lorsqu'elle est intense. A un moindre degré, l'obscurité lui suffit, de même en cela que les vapeurs ammoniacales, ou tout autre excitant de ce genre, ainsi que
nous l'avons vu.

30° Dans l'héméralopie sthénique, aux stimulants il faut
substituer les antiphlogistiques, les révulsifs, les déri-
vatifs.

Ici aussi, le traitement doit être proportionné au degré
de la maladie : et, tandis que là un purgatif suffit pour
guérir l'héméralopie, ailleurs au contraire, il faut avoir
recours aux saignées, aux sangsues, etc., afin d'arriver au
même but.

31° Il est donc aussi téméraire que préjudiciable de
vouloir, dans tous les cas d'héméralopie, user de la même
médication. C'est pour n'avoir pas tenu compte de ses degrés et de sa nature, qu'un nombre si prodigieux de
moyens curatifs, et entre autres la cautérisation elle-

même, ont été tour à tour vantés contre cette affection, pour être abandonnés ensuite. Je ne puis trop le dire, le traitement de la cécité dans l'ombre n'est pas aussi simple qu'on a voulu le faire jusqu'ici ; il exige que l'on repousse désormais les idées théoriques et préconçues, et que l'on ne s'occupe dans le choix des remèdes à employer, que de l'intensité plus ou moins grande de la maladie, en même temps que de l'état sthénique ou asthénique de la rétine : hors de là il n'y a qu'erreur et incertitude.

32º Le traitement préventif de l'héméralopie dépend naturellement de la connaissance de sa cause spécifique et des conditions au milieu desquelles cette cause manifeste le plus facilement son action. Ce que j'ai dit à cet égard est, ce me semble, assez explicatif.

Je répète en terminant que, dans cet écrit analytique qui repose uniquement sur des observations personnelles, je n'ai voulu, tout en donnant des éclaircissements sur ma note à l'Académie de médecine du mois d'octobre dernier, que poser les bases d'une histoire complète de l'héméralopie, à laquelle je travaille en ce moment.